Die Basistherapie der chronischen Polyarthritis mit oralem Gold

Martin Franke (Hrsg.)

Die Basistherapie der chronischen Polyarthritis mit oralem Gold

Mit Beiträgen von

K. Bandilla, D. Berg, R. Dreher, M. Habs,
P. Heimstädt, B. Klein-Reesink, B. Missler,
J. Stroehmann

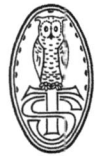

Steinkopff Verlag Darmstadt

Prof. Dr. M. Franke
Ärztlicher Direktor des
Staatl. Rheumakrankenhauses Baden-Baden
Klinik für innere und physikalische Medizin
7570 Baden-Baden

CIP-Kurztitelaufnahme der Deutschen Bibliothek

Die **Basistherapie der chronischen Polyarthritis
mit oralem Gold** / Martin Franke (Hrsg.). Mit Beitr.
von K. Bandilla ... – Darmstadt: Steinkopff, 1986.
   ISBN-13: 978-3-7985-0659-6   e-ISBN-13: 978-3-642-72380-3
   DOI: 10.1007/978-3-642-72380-3
NE: Franke, Martin [Hrsg.]; Bandilla, Klaus [Mitverf.]

Alle Rechte vorbehalten
(insbesondere des Nachdruckes und der Übersetzung)

Kein Teil dieses Buches darf in igendeiner Form (durch Photokopie, Xerographie, Mikrofilm, unter Verwendung elektronischer Systeme oder anderer Reproduktionsverfahren) ohne schriftliche Genehmigung des Verlages reproduziert werden.

© 1986 by Dr. Dietrich Steinkopff Verlag, GmbH & Co. KG, Darmstadt
Verlagsredaktion: Juliane K. Weller · Herstellung: Heinz J. Schäfer

Die Wiedergabe von Gebrauchsnamen, Handelsnamen, Warenbezeichnungen usw. in dieser Veröffentlichung berechtigt auch ohne besondere Kennzeichnung nicht zu der Annahme, daß solche Namen im Sinne der Warenzeichen- und Markenschutz-Gesetzgebung als frei zu betrachten wären und daher von jedermann benutzt werden dürften.

Gesamtherstellung: betz-druck gmbh, Darmstadt

Vorwort

Die orale Goldtherapie hat sich behutsam unter begleitenden Maßnahmen der Arzneimittelsicherheit in das Konzept der Basistherapie der chronischen Polyarthritis eingefügt.
Es ist ärztliche Aufgabe, die Handhabung dieses Medikamentes immer wieder kritisch zu überprüfen und damit das Nutzen-Risiko-Verhältnis so günstig wie möglich zu gestalten.
Die leichte Handhabung für den Patienten und die geringe Frequenz schwerer unerwünschter Wirkungen darf keinesfalls zur „breiten Anwendung" der Goldsalze führen. Die Indikation unterliegt den strengen Gesichtspunkten aller sogenannten Basistherapeutika der chronischen Polyarthritis, denen wohl eine lang anhaltende antiphlogistische Wirkung, aber in unterschiedlichem Ausmaß wohl auch eine immunmodulierende Wirkung zukommt.
Diese Monographie über die orale Goldtherapie der chronischen Polyarthritis beginnt mit den grundlegenden Erörterungen über die Kriterien der medikamentösen Basistherapie bei dieser Krankheit überhaupt. Damit wird den Gesichtspunkten einer allgemeinen Indikation der Basistherapie Rechnung getragen.
Spezielle Gesichtspunkte, unter welchen Voraussetzungen eine orale Goldtherapie angezeigt ist, wie lange sie durchzuführen ist und vor allem welche Anforderungen an die Therapiekontrolle zu stellen sind, wird in dem zweiten Beitrag besprochen. Die dann folgenden Referate beschäftigen sich mit dem wichtigen Gebiet der Therapiesicherheit und geben unter anderem auch das Ergebnis des Arzneimittelsicherheitsprogrammes für das orale Gold (Ridaura) wieder. Schließlich wird das Problem besprochen, wie zu verfahren ist, wenn bereits andere Basistherapien gegeben wurden und auf eine orale Goldtherapie umgesetzt werden soll.
Die hier gesammelten Beiträge wurden auf einem Fortbildungsseminar im Rahmen der 21. Tagung der Deutschen Gesellschaft für Rheumatologie 1984 in München gehalten. Es ist dem Verlag zu danken, daß es gelungen ist, diese Beiträge geschlossen herauszugeben. Es ist zu wünschen, daß damit dem Arzt für sein therapeutisches Handeln bei der chronischen Polyarthritis eine wertvolle Hilfe gegeben wird.
Es muß immer wieder betont werden, daß die medikamentöse Behandlung nur ein Teil der Behandlung der chronischen Polyarthritis ist und daß dem ebenbürtig physikalische Therapie, operative Behandlungen und allgemeine Hilfsmittel zum täglichen Leben hinzuzufügen sind. Auch dieser Beitrag soll das zum Bewußtsein bringen.

Baden-Baden, im Januar 1986 M. Franke

Inhaltsverzeichnis

Vorwort V

Basistherapie bei der chronischen Polyarthritis
Dreher, R. 1

**Die Basistherapie der chronischen Polyarthritis mit oralem Gold.
Durchführung der Therapie: Indikationen, Therapiedauer,
Therapiekontrollen**
Heimstädt, P. 7

Therapiesicherheit mit Basistherapeutika
Stroehmann, J. 15

Arzneimittel-Sicherheitsprogramm Auranofin (Ridaura®)
Habs, M. und B. Missler 19

**Auranofin bei Patienten mit rheumatoider Arthritis
nach vorausgegangener Behandlung mit anderen Langzeittherapeutika**
Bandilla, K., B. Missler, B. Klein-Reesink und D. Berg 25

Basistherapie bei der chronischen Polyarthritis

R. Dreher

c.P.-Pathogenese

Bei der sehr wahrscheinlichen, aber noch unbekannten Polyätiologie der sog. idiopathischen chronischen Polyarthritis (c.P., rheumatoide Arthritis) kann es derzeit keine Basistherapie im Sinne einer ätiologischen kausalen Therapie geben. Die der chronischen Polyarthritis zugrunde liegende gestörte Homöostase und Interaktion von Entzündungszellen und deren Folgeerscheinungen (s. Tabelle 1) bietet jedoch den Ansatzpunkt für eine pathogenetische Kausaltherapie im Sinne der „Pathogenesis Influencing Anti-Rheumatic Principles (PIARPs)".
Der derzeit fehlenden Hoffnung auf eine baldige Erforschung der Ursache(n) der c.P. stehen in den letzten Jahren sehr erfolgreiche Forschungsaktivitäten auf den Gebieten der zellulären und humoralen Entzündungsforschung mit therapeutisch relevanten Ergebnissen gegenüber. Somit bleibt es Hauptaufgabe der modernen Rheumatherapieforschung, entsprechend dem wachsenden Kenntnisstand auf den Gebieten der unspezifischen chronischen Entzündungsreaktion antirheumatische Therapieprinzipien zu entwickeln. Eine optimale antirheumatische Therapie wäre demnach ein Therapieprinzip mit risikoarmem Einsatz in der Initialphase der chronischen Entzündungsreaktion zum Zwecke der Verhinderung/Suppression der destruierenden Chronizität.
Unter der Pathogenese der chronisch rheumatoiden Entzündungsreaktion verstehen wir die feed-back-gesteuerte Proliferation der Entzündungszellen im Knochenmark als primärem Bildungsort sowie im Bereich des rheumatisch entzündeten Gelenkes als Zielort der über die Transportkompartimente wandernden Entzündungszellen.
Die Zellkinetik der Entzündungsreaktion, d.h. die Entstehung (Proliferation) der Entzündungszellen im Knochenmark und den Lymphorganen und ihre Wanderung durch die verschiedenen Kompartimente hinein in die entzündliche Läsion bedingt den systemischen Charakter eines jeden Entzündungsprozesses, so auch der rheumatoiden Entzündungsreaktion. Die Arthroselektivität im Sinne einer organspezifischen Wirksamkeit einer Substanz wäre somit keine berechtigte Forderung an ein antirheumatisches Therapieprinzip, würde doch das Wirkspektrum nur auf das eine (periphere) Kompartiment des Gelenkes beschränkt und blieben doch die pathogenetisch basisnaheren Kompartimente wie Knochenmark und Blut unbeeinflußt.

Medikamentöse Beeinflussung der pathogenetischen Prinzipien der c.P.

Die bisher sehr wenig konkreten Vorstellungen über die bei der chronischen Polyarthritis medikamentös beeinflußbare Basis sind durch die kinetischen Erkenntnisse der Entzündungsreaktion sowie durch die zellulären Interaktionen bei der Immunantwort wesentlich sicherer geworden und lassen sich auch experimentell belegen. Unseres Erachtens sind alle in die pathogenetischen Mechanismen der c.P. eingreifenden Therapieprinzipien im Sinne einer sog. Basistherapie zu verstehen; Therapieformen, die nur die klinischen Symptome wie Schwellung und Schmerz ohne Beeinflussung der Pathomechanismen bessern, wären als Symptomatika einzustufen. Mit Ausnahme der reinen Analgetika sind aber die Übergänge von Symptomatika und sog. pathogenetischen Basistherapeutika aufgrund oft nur quantitativer Unterschiede fließend.

Aufgrund der antiexsudativen und/oder antiproliferativen Potenz etablierter Antirheumatika, inclusive der PIARPs, ist die prinzipielle Unterscheidung in sog. Symptomatika und sog. Basistherapeutika nicht mehr länger haltbar und fördert weiterhin das Mißverständnis für die rheumatoide Entzündungsreaktion. Wie neueste experimentelle Ergebnisse unserer Arbeitsgruppe zeigen, muß angenommen werden, daß bisher als „nur" symptomatisch wirksame Antirheumatika bezeichnete Substanzen in therapeutischer Dosierung erheblich antiproliferativ auf das Knochenmark als untersuchtes Kompartiment wirken. Trotz dieser Gemeinsamkeit zwischen nicht-steroidalen Antirheumatika und der klassischen Antiproliferativa kann aber weiterhin, aufgrund der klinischen Wirksamkeit, zwischen Symptomatika und PIARPs unterschieden werden.

Tabelle 1. Klinische Kriterien der PIARPs im Vergleich zur symptomatischen c.P.-Therapie

	Wirkungseintritt	Wirkdauer	Beeinflussung der Gelenkdestruktion
symptomatische Therapie	schnell	kurz	keine sichere
Langzeittherapie	verzögert	lange (Depoteffekt)	möglich protektiv

Tabelle 2. Antientzündliche Wirkmechanismen von PIARPs im Vergleich zu sog. Symptomatika

	Hemmung von Entzündungsmediatoren	Hemmung der entzündlichen Zellproliferation
Langzeittherapeutika	indirekte über Lymphokine, Monokine	+ + +
sog. Symptomatika	Arachidonsäurestoffwechsel + + +	+ +*

* experimentelle Befunde mit Indometacin (Dreher u. Wagner 1985)

Da PIARPs (sog. Basistherapeutika) im Vergleich zu den symptomatisch wirksamen Antirheumatika Remissionen der c.P. bewirken und damit den Verlauf der Erkrankung modifizieren können, werden synonym auch die Bezeichnungen RID (Remission Inducing Drugs) oder DMA (Disease Modyfying Agents) verwandt (Tabelle 3).

Tabelle 3. Etablierte c.P.-Basistherapeutika (Rangstufe nach Schweregrad mögl. Nebenwirkungen)

- Chloroquine
- Sulfasalazin, Pyrithioxin
- Gold oral
- Goldsalze intramuskulär
- D-Penicillamin
- Zytostatika – niedrigdosierte Dauertherapie oder Stoßtherapie
  (Antimetaboliten, Alkylantien, Antimitotika)

Klar einzuschränken sind diese Begriffe gegenüber dem als Basic Programm (USA) bezeichneten ganzheitlichen Therapieprinzip mit Nutzung der Medikamente, physikalisch-balneologischen Maßnahmen, Ergotherapie und psychosozialer Betreuung.

Immunhomöostase und c.P.

Der weitverbreiteten Hypothese einer gestörten lokalen und/oder systemischen Immunregulation bei c.P. entsprechend, führt die Aktivierung der B-Lymphozyten über T-Helferzellen bei einem T-Suppressorzelldefekt oder über eine polyklonale B-Zellstimulation zur Autoimmunpathogenese der c.P. (Abb. 1). In diesen Regelkreis sind noch Makrophagen bzw. polymorphkernige Granulozyten, zum Teil über weniger bekannte Regulationssysteme, einbezogen. Vor allem den PIARPs wird eine Wirksamkeit auf diese regulierenden Zellpopulationen, z.B. durch selektive Immunzellelimination der stimulierenden T-Helferzellen zugesprochen.

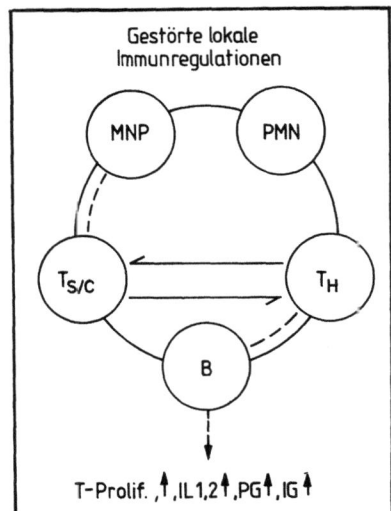

Abb. 1. Durch eine gestörte lokale Immunregulation, z.B. der rheumatoid-entzündlichen Synovialmembran wird die Synthese von Entzündungsmediatoren wie Immunkomplexen, Prostaglandinen und -metaboliten, Interleukin 1, 2 gesteigert und die T-Lymphozytenproliferation stimuliert. Die PIARPs, aber auch nichtsteroidale Antirheumatika sind wirksam in der Regulation der Immunhomöostase.

MNP = Mononukleäre Phagozyten,
PMN = Granulozyten,
$T_{s/c}$ = T-Suppressor-Zellen,
T_H = T-Helferzellen,
B = B-Lymphozyten.

Je mehr jedoch auch nichtsteroidale Antirheumatika durch in vitro Assays auf eine immunregulatorische Potenz geprüft werden, desto mehr können auch immunologische Aktivitäten dieser Substanzgruppen nachgewiesen werden. So führen nichtsteroidale Antirheumatika über die Hemmung der Prostaglandin-Synthese zu einer vermehrten prostaglandinabhängigen T-Helfer/Suppressor-Zellaktivität auf die T-Helferzellfunktion und damit zur verminderten B-Lymphozytenstimulation (Abb. 2).

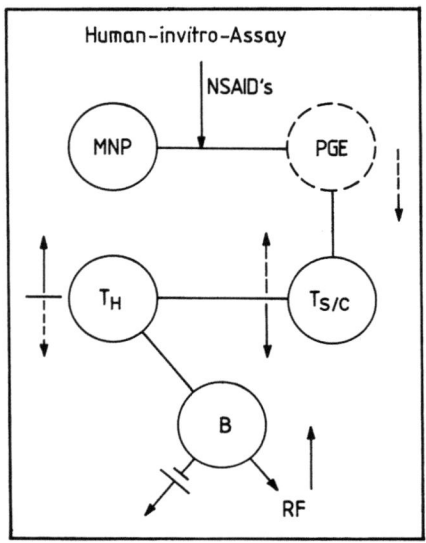

Abb. 2. Nichtsteroidale Antirheumatika wirken über eine Verminderung der Prostaglandinsynthese (PGE) und dadurch verminderter Supression der T-Suppressorzellpopulation immunsuppressiv. PGE führt über eine Verminderung der T-Suppressorzellaktivität zur T-Helferzellstimulation und dadurch z.B. vermehrter Rheumafaktorsynthese (RF) durch die B-Zellen (Goodwin u. Ceuppens 1983).

Die Steroide sind hinsichtlich ihrer antiinflammatorischen und immunregulierenden Wirkung die am besten untersuchte Substanzgruppe. Bei den zahlreichen Angriffspunkten am Immunsystem sind die Steroide sicher die potentesten Immunsuppressiva und scheinen auch am ehesten bei der Behandlug der c.P.-Gelenkdestruktion verhindern zu können (Abb. 3, Abb. 4).
Die in-vitro-gewonnenen Ergebnisse über immunregulatorische Eigenschaften von Antirheumatika können nur unter großem Vorbehalt auf die Klinik übertragen werden. Die Komplexität der Organinteraktionen sowie die fehlende Synchronizität biologischer Zellaktivitäten, insbesondere der Zellproliferation machen es nahezu unmöglich, die klinische Wirksamkeit eines Präparates immunpharmakologisch zu definieren. Die Arbeitshypothese einer gestörten Immunhomöostase, im Sinne einer Überstimulation als pathogenetisches Prinzip der c.P., wird durch klinische Einzelbeobachtungen immer wieder in Frage gestellt. So sehen wir gerade in letzter Zeit mehrere Fälle von c.P.-Patienten unter sog. Basistherapie mit maximaler humoral-systemischer und klinischer Aktivität trotz deutlicher absoluter peripherer Lymphopenie.
Zusammenfassend scheinen uns folgende Aspekte im Hinblick auf sog. Basistherapieformen bei der c.P. wichtig:

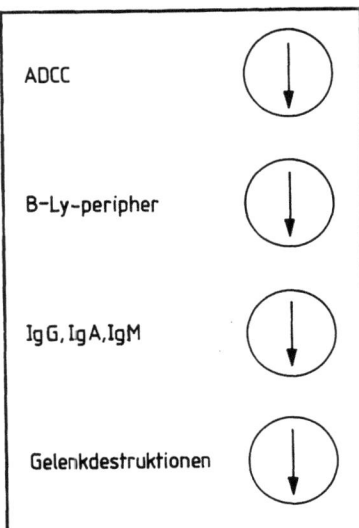

Abb. 3. Glukokortikoide erfüllen die Kriterien der c.P.-Basistherapie bei schnellem Wirkungseintritt aber kurzer Wirkdauer.

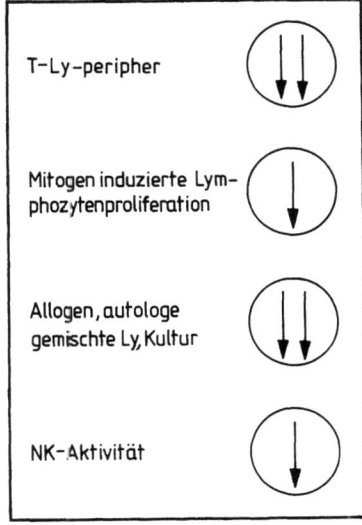

Abb. 4. Beeinflussung von Immunreaktionen durch Glukokortikoide (Kalden, 1984).

1. Eine ätiologische und damit echte Basistherapieform wird es bei der wahrscheinlichen Polyätiologie der chronischen Polyarthritis nicht geben.
2. Die auf das pathogenetische Prinzip der kompartimentgesteuerten rheumatoiden Entzündungsreaktion wirkenden Substanzen gehören sowohl der Gruppe der bisherigen sog. Basistherapeutika als auch den verschiedenen Klassen der nichtsteroidalen Antirheumatika an. Diese, die pathogenetisch wirksamen Prinzipien der rheumatoiden Entzündungsreaktion modulieren-

den Therapieprinzipien werden von uns als „Pathogenesis Influencing Antirheumatic Principles (PIARPs)" bezeichnet und beinhalten auch die Steroide.

Die Klasse der bisherigen sog. Basistherapeutika wäre als „long acting" PIARPs entsprechend dem Begriff der Langzeittherapeutika anderer Autoren zu bezeichnen.

Der Nomenklaturvorschlag „Pathogenesis Influencing Antirheumatic Principles (PIARPs)" wird aus Gründen der nachweisbaren Wirkmechanismen der hypothetischen bisherigen Bezeichnung „Basistherapie" vorgezogen. Inwiefern die bisher den sog. Basistherapeutika gegenübergestellten nichtsteroidalen Antirheumatika sich als pathogenetisch wirksam erweisen, ist Gegenstand zahlreicher Forschungsprogramme (Tabelle 4).

Tabelle 4. „Pathogensis Influencing Anti-Rheumatic Principles (PIARPs)" in Abhängigkeit ihrer kompartimentbezogenen Wirkung

Pathogenetisches Stufenprinzip	Therapieprinzip	Therapeutisches Zielkompartiment
Entzündliche Zellproliferation in den Kompartimenten der Bildungsstätten	Zytostatika, Kortikoide (Indometacin), Antilymphozytenserum, Röntgenbestrahlung der Lymphorgane	I Knochenmark, primäre, sekundäre Lymphorgane
Gerichteter Transport der Entzündungszellen und ihrer Produkte in die rheumatoide Läsion über das Gefäßsystem	Plasmaphorese, Lymphoplasmaphorese, Ductus thoracicus-Drainage, Antiexsudativa	II Blut, Lymphe
Ausbildung der rheumatoiden Läsion mit Interaktion der Infiltrat- und Strukturzellen	Chirurgische-, chemische- und Strahlen-Synovektomie, Osteotomie	III Synovialis, Sehnenscheiden
Endogene Knorpeldestuktion durch chondrozytische Chondrolyse, exogene Knorpeldestruktion durch rheumatoides Granulationsgewebe	Chondroprotektiva, Arthroplastik, Gelenkersatz	IV Knöcherne, knorplige Gelenkanteile, Synovialis

Literatur

Kalden J (1984) Akt Rheumatologie 1: 9
Dreher R und Wagner H: Zur Publikation vorgesehen

Anschrift des Verfassers:
Prof. Dr. med. Reiner Dreher
Klinik für Rheumakranke
Dr.-Alfons-Gamp-Straße 1
6550 Bad Kreuznach

Die Basistherapie der chronischen Polyarthritis mit oralem Gold. Durchführung der Therapie: Indikationen, Therapiedauer, Therapiekontrollen

P. Heimstädt

Orales Gold (Auranofin) hat sich in vielfältigen und gut dokumentierten Studien als eine wirksame und mit relativ wenigen Nebenwirkungen behaftete Basistherapie der chronischen Polyarthritis erwiesen (1, 6). Seine Effektivität entspricht dabei der der parenteralen Goldsalze, wobei auch der Zeitpunkt des Wirkungseintrittes vergleichbar ist (9, 11), wenngleich einige Autoren einen etwas späteren Wirkungseintritt von oralem Gold festzustellen glauben (10). Somit scheint orales Gold in der Langzeittherapie der chronischen Polyarthritis eine therapeutische Alternative darzustellen, einmal zum parenteralen Gold, wie auch zu den anderen Basistherapeutika, da es sich z.B. auch gegenüber D-Penicillamin (2) und Hydroxychloroquin (4) als effektiv gezeigt hat.
Bei jedem neuen Präparat muß man sich aber fragen, ob überhaupt eine neue Arzneispezifität benötigt wird und wenn ja, wo sie ihren Stellenwert im bisherigen Therapiekonzept hat, ob sie andere Medikamente ersetzen und vielleicht sogar überflüssig und verzichtbar machen kann.
Die hohen Nebenwirkungsraten der bisher verfügbaren und ja nur bedingt effektiven Basistherapeutika lassen jedes neue Medikament, das weniger Nebenwirkungen bei gleicher und höherer Effektivität aufweist, als einen therapeutischen Gewinn erachten, was sicherlich auch für das orale Gold gelten kann.
Nicht ganz so einfach läßt sich die Frage nach dem Stellenwert des oralen Goldes innerhalb der anderen Basistherapeutika stellen. Einmal ist der Zeitraum, in dem orales Gold klinisch kontrolliert eingesetzt wird, noch relativ kurz, um definitive Aussagen zu machen und daraus verbindliche Therapieempfehlungen abzuleiten. Zum anderen gibt es auch für die bislang schon eingesetzten Basistherapeutika keine allgemein anerkannten Richtlinien, die Auswahl und Zeitpunkte des Einsatzes eines bestimmten Präparates regeln würden. Persönliche Erfahrung, vielleicht manchmal auch Intuition und Prägung durch eine bestimmte rheumatologische Schule bestimmen oft das therapeutische Vorgehen, und so wird auch dem oralen Gold vorerst nicht einheitlich ein bestimmter Stellenwert zugeordnet werden können.
Die Effektivität des oralen Goldes ist belegt; ist es aber auch eine Alternative zum parenteralen Gold? Kann es parenterales Gold sogar aus der Therapie verdrängen?
Bei vergleichbarer Effektivität zeigt orales Gold eine dem parenteralen Gold entsprechende Nebenwirkungsrate; jedoch bestehen wesentliche Unterschiede in Häufigkeit, Schwere und Art dieser Komplikationen (1, 2, 10, 11). Während bei parenteralem Gold Hauterscheinungen dominieren, gefolgt von rena-

len und haematologischen Komplikationen, bedingt unter oralem Gold eine Diarrhöe die häufigsten Therapieabbrüche, während renale und haematologische Nebenwirkungen nur in etwa je 1% einen Therapieabbruch erfordern. Dies differente Nebenwirkungsprofil erklärt sich durch die überwiegend enterale Ausscheidung von Auranofin wie auch seine unterschiedliche Verteilung (5), da es aufgrund seiner Lipophilie überwiegend an zelluläre Blutbestandteile gebunden ist. Zudem zeigt orales Gold auch biologische Effekte, die parenterales Gold vermissen läßt, wie hemmende Einflüsse auf zelluläre wie humorale Immunität (12). Diese Unterschiede lassen postulieren, daß Auranofin vielleicht auch über andere Wirkmechanismen seine Effekte entfaltet und somit nicht einfach ein nur oral verabreichbares und ansonsten gleichartiges Goldpräparat ist, sondern auch ein weitgehend anderes Medikament! Dies wird durch die klinische Erfahrung untermauert, daß parenterales Gold bei Ineffektivität von Auranofin noch wirksam sein kann, ebenso wie umgekehrt auch Auranofin bei Ineffektivität von parenteralem Gold. Auranofin ist somit zwar eine Alternative zum parenteralen Gold, kann bei individuell nicht identischer Wirkung parenterales Gold aber sicherlich nicht ersetzen.

Wo soll man nun dies orale Gold in ein Therapieschema einordnen?
Seine vergleichbare Effektivität lassen es neben das parenterale Gold rücken. Kann es aber auch den Platz der Antimalariamittel einnehmen?
Der Effekt einer Basistherapie ist umso größer, je früher sie nach Diagnosesicherung zum Einsatz kommt (7). Der frühe Einsatz der hocheffektiven Goldsalze wird oft durch die Furcht vor ihrer hohen Nebenwirkungsrate verhindert. Die dafür alternative Verabreichung von Antimalariamitteln als Erstmedikation, auch wenn es sich um mäßig aktive und wenig progrediente Verläufe handelt, zwingt immer zu einem wenig befriedigenden Kompromiß zwischen der eingesehenen Notwendigkeit einer Basistherapie und einem mit zwar relativ wenig Nebenwirkungen behafteten jedoch auch wenig effektiven Medikament. Zumindest im deutschen Sprachraum erachten wir Gold als effektiver als Antimalariamittel. Antimalariamittel haben erwiesenermaßen weniger schwere Nebenwirkungen als parenterales Gold. Unter oralem Gold sind schwerwiegende Nebenwirkungen aber selten, und wenn man die generelle Nebenwirkungsrate der Antimalariamittel betrachtet, wobei es neben den bekannten okkulären Komplikationen in etwa 60% zu gastrointestinalen Erscheinungen kommt, die gelegentlich (ca. 3%) auch zu einem Therapieabbruch zwingen (8), dann erscheinen beide Präparate mit gleichartig tolerierbarem Risiko behaftet. Seine höhere Effektivität läßt eine Bevorzugung des oralen Goldes gerechtfertigt erscheinen!

Indikation

Somit könnte die Indikation für den Einsatz von oralem Gold vorläufig festgelegt werden auf alle Fälle von chronischer Polyarthritis, in denen bei gesicherter Diagnose die Einleitung einer Basistherapie als notwendig erachtet wird und keine Kontraindikationen gegen Gold vorliegen. Dabei läßt sich wohl auf Malariapräparate verzichten, die aber bei Kontraindikation der Goldtherapie für frühe Krankheitsphasen ihre Berechtigung behalten, ebenso wie für Therapieversuche bei eventuell noch nicht gesicherter Diagnose. Orales Gold kann zudem bei allen Fällen gegeben werden, in denen bisher die Indikation für parenterales Gold gesehen wurde. Sein Einsatz sollte wegen seiner geringeren Nebenwirkungsrate vor parenteralem Gold erfolgen. War dies schon erfolglos eingesetzt, ist in Anbetracht der unterschiedlichen Pharmakokinetik ebenso ein Therapieversuch mit oralem Gold gerechtfertigt. Wenn auch die meisten Studien für orales wie parenterales Gold einen gleichzeitigen Wirkungseintritt angeben, scheint gelegentlich der Wirkungseintritt von Auranofin doch etwas später zu erfolgen (10). Wenn daraus überhaupt eine Empfehlung abgeleitet werden kann, so sollte vielleicht bei sehr rasch progredienten Verläufen der parenteralen Goldform der Vorzug gegeben werden.

Auch die Patienten-Compliance ist bei der oralen Goldgabe in Betracht zu ziehen. Ist bei unzuverlässigen Patienten die regelmäßige Einnahme und vorgeschriebene Dosierung nicht gewährleistet, ist die parenterale Goldtherapie vorzuziehen, die ja auch eine wesentlich höhere Sicherheit in der Therapiekontrolle bietet.

Keine Empfehlung kann bislang abgegeben werden, ob bei einer effektiven parenteralen Goldtherapie auf die orale Verabreichung gewechselt werden darf. Schon nach der unterschiedlichen Kinetik ist nicht anzunehmen, daß eine Effektivität der einen auch eine Wirksamkeit der anderen Goldform bedingt. So haben entsprechende Studien auch ganz unterschiedliche Ergebnisse gezeigt, einmal die Möglichkeit des Therapiewechsels bestätigt (13), einmal verneint (3). Wenn man sich aber vor Augen hält, wie viel Mühe es macht, eine chronische Polyarthritis in eine Remission zu führen oder nur eine anhaltende Stabilisierung zu erreichen, dann sollte man zufrieden sein, eine solche Beeinflussung, egal mit welcher Basistherapie, erreicht zu haben und nicht aus Gründen der angenehmeren Verabreichbarkeit den Therapieerfolg aufs Spiel setzen.

Bei den Indikationen muß natürlich auch von den *Kontraindikationen* der oralen Goldtherapie gesprochen werden. Generell sind es die gleichen wie bei der parenteralen Goldgabe, also Goldallergie, renale und haematopoetische Störungen, Hinweise auf Kollagenerkrankungen, Schwangerschaft und als relative Gegenanzeigen Hauterkrankungen, allergische Diathese, Lebererkrankungen, schwere Allgemeinerkrankungen oder auch schwere extraartikuläre Manifestationen der chronischen Polyarthritis, wie z.B. eine Vasculitis.

Die überwiegend enterale Ausscheidung von Auranofin macht renale Komplikationen zwar sehr selten. Bei renaler Vorschädigung wissen wir aber noch zu wenig über die dann bei einer Langzeittherapie möglichen toxischen Auswirkungen, so daß vorerst renale Schädigungen, auch wenn ohne Proteinurie, als Gegenanzeige gelten sollten.

Klinische Überlappungssyndrome zu Kollagenosen oder Autoimmunphänomene wie positive antinukläre Faktoren in höheren Titern sollten, auch wenn bisher durch orales Gold keine Induktion solcher Phänomene berichtet wurde, ebenfalls eine orale Goldtherapie ausschließen.

Die häufigen intestinalen Nebenwirkungen der oralen Goldtherapie lassen es auch geraten erscheinen, Patienten mit gehäuften Durchfallserkrankungen in der Anamnese von einer Therapie auszuklammern, wenngleich dies sicherlich nur eine relative Kontraindikation darstellt.

Ebenfalls nur eine relative Kontraindikation scheint kutanen allergischen Reaktionen auf eine vorgehende parenterale Goldtherapie zuzukommen, da sie unter oralem Gold nicht wieder auftreten müssen. Allein die Möglichkeit ihres neuerlichen Erscheinens sollte, solang wir mit oralem Gold noch weitere Erfahrung sammeln müssen, in solchen Fällen vorerst seinen Einsatz verbieten.

Therapiedauer

Wie und wie lang kann eine orale Goldmedikation durchgeführt werden?

Dosisfindungs- und Langzeitstudien haben gezeigt, daß mit einer Dosierung von 6 mg Auranofin, wegen seiner besseren Verträglichkeit auf zwei Einzeldosen verteilt, die beste Korrelation von Effektivität und Nebenwirkungsrate besteht. Diese Dosierung sollte als Anfangsdosis, wobei kein Einschleichen erforderlich ist, über wenigstens vier Monate beibehalten werden. Nach etwa acht bis zwölf Wochen werden mit dieser Dosierung konstante Blutspiegel erreicht und entsprechend zeigt sich bei den vorliegenden Studien auch zu diesem Zeitpunkt eine beginnende Besserung klinischer Parameter wie Schmerz und BKS, während z.B. der Gelenkindex erst nach mehrmonatiger Therapiedauer eine Besserung zeigt.

Wenn nach wenigstens viermonatiger Therapie kein klinisches Ansprechen erkennbar wird, kann in der Annahme daß höhere Spiegel höhere Effektivität bedingen, die Dosis auf 9 mg gesteigert werden. Zeigt sich dabei bei einer weiteren Therapiedauer von nochmals drei bis vier Monaten kein Effekt, kann die Goldmedikation als ineffektiv abgebrochen werden. Eine weitere Dosiserhöhung bedingt bei Zunahme des Nebenwirkungsrisikos keine höhere Effektivität!

Zeigt sich unter dem 6-mg- oder 9-mg-Regimen ein klinisches Ansprechen, sollte die Therapie in dieser Dosierung vorerst weitergeführt werden, zumal in den Langzeitstudien keine Korrelation von Therapiedauer und etwa zunehmenden toxischen Erscheinungen ersichtlich ist.

Ob orales Gold als Dauertherapie über Jahre beizubehalten ist oder nach bestimmten Zeiträumen abgesetzt werden kann, darüber gibt es noch keine sicheren Erfahrungen. Man sollte sich vorerst wohl entsprechend den Erfahrungen bei der parenterlen Therapie verhalten. Wenn so unter oralem Gold eine Remission eintritt, empfiehlt es sich, die zum Zeitpunkt des Eintretens der Remission verabreichte Dosis für weitere vier bis sechs Monate beizubehalten. Bleibt über diesen Zeitraum die Remission erhalten, kann die Dosis um 3 mg reduziert werden. Bei weiter stabilisiertem klinischen Bild ist nach weiteren drei Monaten eine weitere Reduzierung bzw. je nach Ausgangsdosis auch ein Absetzversuch gerechtfertigt.

Kann Auranofin keine Remission, sondern nur eine Stabilisierung erreichen, wird man auch hier nach einer vier- bis sechsmonatigen stabilen Phase versuchsweise die Dosis reduzieren, um die Substanzbelastung so gering wie möglich zu halten. Eine neuerliche klinische Verschlechterung wird dann wieder

mit einer Dosiserhöhung beantwortet, wobei nach unseren Erfahrungen kein schlechteres Ansprechen nach einem derartigen Reduzierungsversuch befürchtet werden muß.
Wie unter allen anderen Basistherapeutika ist auch neben oralem Gold eine begleitende symptomatische Medikation möglich und oft notwendig. Interaktionen mit steroidalen oder nichtsteroidalen Antirheumatika sind bislang nicht bekannt.

Therapiekontrolle

Die laufenden Therapiekontrollen unter oralem Gold entsprechen denen der parenteralen Goldtherapie, wobei sich bislang ein vierwöchiges Kontrollintervall als ausreichend erwiesen hat. Bei Verdacht auf sich abzeichnende Nebenwirkungen sollten die Kontrollen enger, gegebenenfalls sogar wöchentlich, gelegt werden.
Zu Beginn der Therapie ist neben der klinischen Untersuchung zur Erfassung etwaiger Kontraindikationen eine ausführlichere Laboruntersuchung unumgänglich. Diese sollte neben den üblichen haematologischen Werten die Bestimmung renaler Funktionsparameter (Kreatinin, Urin) und orientierend der Leberwerte (Gamma-GT, alkalische Phosphatase, GOT) ebenso umfassen wie eine Bestimmung der antinukleären Faktoren. Für die laufenden Kontrollen sind neben Befragung und Inspektion (um Hautveränderungen zu erfassen) Kontrollen des Blutbildes einschließlich Differenzierung, der Thrombozyten, der Gamma-GT oder der alkalischen Phosphatase wie des Urins ausreichend (Tabelle 1). Vierteljährlich erscheint auch die Kontrolle des Kreatinins sinnvoll wie auch gegebenenfalls der Titerhöhe der antinukleären Faktoren.

Tabelle 1. Laborkontrollen unter oralem Gold

alle 4 Wochen
- großes Blutbild
- Thrombozyten
- y-GT (oder alkal. Phosphatase)
- Urin (Eiweiß, Blut)

zusätzlich alle 3 Monate
- Kreatinin
- antinukleäre Faktoren

Prinzipiell sollte bei einem Medikament, mit dem wir im Vergleich zu den anderen Basistherapeutika erst relativ wenig Erfahrung haben, jede signifikante und besonders zunehmende Laborveränderung eine Therapieunterbrechung veranlassen, wobei jetzt nur wenige Befunde besprochen werden sollen.
Relativ häufig entwickelt sich unter Auranofin in den ersten Therapiemonaten eine meist passagere Anämie, für deren Genese noch keine sichere Erklärung vorliegt; eventuell handelt es sich um eine Resorptionsstörung.
Eine zunehmende Anämie kann somit Effekt der Goldtherapie sein; sicherheitshalber muß der Patient dabei aber auf intestinale Blutverluste kontrolliert werden. Nur in diesem Fall, wobei wohl meist die begleitende symptomatische

Therapie verursachend ist, ist eine orale Eisensubstitution sinnvoll, die ansonsten die Anämie nicht beeinflußt. Gelegentlich kann, dann allerdings erst nach längerer Therapiedauer, die Anämie so ausgeprägt werden, daß eine Bluttransfusion notwendig wird. Überraschenderweise betraf in unserem Patientengut das Auftreten einer solch schweren Anämie jeweils Patienten, die klinisch ein besonders gutes Ansprechen auf die Goldmedikation zeigten, obwohl ansonsten allgemein nie eine Korrelation von Häufigkeit und Schwere von Nebenwirkungen mit besonders gutem Therapieansprechen gefunden wurde. Entsprechend dem guten klinischen Effekt hatten wir in unseren Fällen (2 von 74) die Goldmedikation weitergeführt und später auch nicht das neuerliche Auftreten einer stärkeren Anämie beobachtet. Generell sollte aber eine zunehmende Anämie einen Therapieabbruch veranlassen!

Als Indikation für einen Therapieabbruch muß auch das Auftreten einer Proteinurie gewertet werden, auch wenn sonst keine weiteren Störungen der Nierenfunktion vorliegen. Wir haben sicherlich noch zu wenig Erfahrung mit dem oralen Gold um zu sagen, eine Proteinurie unter 0,5 g/d sei tolerabel! Jede unter Gold neu auftretende konstante Proteinurie, die anders nicht erklärt werden kann (z.B. Harnwegsinfekt) sollte daher einen Therapieabbruch veranlassen. Gleiches gilt auch für zunehmende Veränderungen der Leberwerte wie steigende Gamma-GT oder alkalische Phosphatase, gleichgültig ob mit oder ohne Transaminasenanstieg.

Auch Haut- und gastrointestinale Erscheinungen sollten, je nach Schwere eine Dosisreduzierung bzw. zumindest eine zeitweilige Therapieunterbrechung bedingen. Weiche Stühle treten bei fast allen Patienten auf und sind tolerierbar. Durchfälle, die eigentlich nur in der Anfangsphase oder nach Dosissteigerung beobachtet werden, bedingen immer eine Therapieunterbrechung und bei positivem Reexpositionsversuch auch die häufigste Abbruchrate der Goldtherapie.

Insgesamt scheint uns mit dem oralen Gold ein neues Basistherapeutikum zur Verfügung zu stehen, das bei seinen gegenüber dem parenteralen Gold geringeren Nebenwirkungen eine früh einsetzbare, effektive und offensichtlich sichere Therapie der chronischen Polyarthritis ermöglicht. Wie sicher dies Präparat aber schlußendlich wirklich ist, wird erst die Erfahrung vieler Jahre zeigen können, und so lange sollte sein Einsatz unter eher strenger und stets kritischer Indikation erfolgen.

Literatur

1. Bandilla K et al (1982) Oral gold therapy with auranofin (SK & F 39162), a multicenter open study in patients with rheumatoid arthritis. J Rheumatol (suppl 8) 9: 154–159
2. Barraclough D et al (1982) A comparative study of auranofin, gold sodium thiomalate and D-penicillamin in rheumatoid arthritis: a progress report. J Rheumatol (suppl 8) 9: 197–200
3. Berry H et al (1983) Double-blind comparison of auranofin and myocrisin in patients previously stabilized on myocrisin. In: Capell H A et al (eds) Auranofin. Proceedings of a Smith Kline & French international symposion. Exerpta Medica, Amsterdam, pp 211–225
4. Bird HA et al (1983) Results of a comparative study of auranofin and hydroxychloroquine. In: Capell HA et al (eds) Auranofin. Proceedings of a Smith Kline & French international symposion. Exerpta Medica, Amsterdam, pp 249–262

5. Gottlieb NL (1982) Comparative pharmakokinetics of parenteral and oral gold compounds. J Rheumatol (suppl 8) 9: 99–109
6. Katz WA et al (1982) The efficacy and safety of auranofin compared to placebo in rheumatoid arthritis. J Rheumatol (suppl 8) 9: 173–178
7. Luukainen R et al (1983) Prognostic value of the type of onset of rheumatoid arthritis. Ann Rheum Dis 42: 274–275
8. Mackenzie AH, Scherbel AL (1980) Chloroquine and hydroxychloroquine in rheumatological therapy. Clinics in rheumatic diseases 6: 545–566
9. Ménard HA et al (1982) Gold therapy in rheumatoid arthritis. Interim report of the canadian multicenter prospective trial comparing sodium aurothiomalate and auranofin. J Rheumatol (suppl 8) 9: 179–183
10. Rau R et al (1983) Auranofin (SK & F 39162) and sodium aurothiomalate in the treatment of rheumatoid arthritis. A double-blind comparative multicenter study. Rheumatology 8: 162–174
11. Schattenkirchner M et al (1982) Auranofin and sodium aurothiomalate in the treatment of rheumatoid arthritis – a double-blind comparative multicenter study. J Rheumatol (suppl 8) 9: 184–189
12. Walz, DT, Dimartino MJ, Griswold DE (1982) Comparative pharmacology and biological effects of different gold compounds. J Rheumatol (suppl 8) 9: 54–60
13. Berry H et al (1983) Double-blind comparison of auranofin and myocrisin in patients previously stabilized on myocrisin. Smith Kline & French international symposion. Excerpta Medica, Amsterdam, pp 211–225

Anschrift des Verfassers:
Dr. Peter Heimstädt
Leitender Arzt der rheumatol.-internistischen Abteilung
Rheumafachklinik Bad Aibling-Harthausen
Bahnhofstraße 9
8202 Bad Aibling

Therapiesicherheit mit Basistherapeutika

J. Stroehmann

Obwohl der therapeutische Nutzen der sogenannten Basistherapeutika (RID = Remissions-induzierende Drogen) sicher außer Zweifel steht, gibt es kaum eine Erkrankung, bei der die Therapie so in das Zwielicht vor allem bei der Presse geraten ist, wie die der rheumatoiden Arthritis (RA). Ursache ist neben einer gewissen journalistischen Sensationsgier sicher aber auch die erhebliche Nebenwirkungsrate bei einer häufig nicht ausreichenden Wirkung der RIDs. Man kann sicher formulieren, daß von keiner der bekannten RIDs eine hundertprozentige Wirkung erwartet werden kann, eher kann man froh sein, wenn die Hälfte der Patienten eine gute Wirksamkeit zeigt. Das bedeutet dann aber auch, daß sich der gesamttherapeutische Nutzen durch mangelnde Wirkung und häufig auftretende Nebenwirkungen reduziert auf den sogenannten therapeutischen Nettoeffekt. Eine weitere Schwierigkeit in der Kalkulation der therapeutischen Strategie ist die Tatsache, daß erhebliche individuelle Differenzen der einzelnen Patienten in der Entwicklung von Wirkung und Nebenwirkung zu beobachten sind. Dieses unterschiedliche Ansprechen auf RIDs ist zudem nicht vorhersehbar, sowohl was die Art der Erkrankung, ihren Schweregrad als auch Alter, Geschlecht, Rasse, Beruf etc. des Patienten angeht. Mit anderen Worten, Therapieempfehlungen im Sinne einer fest umrissenen Strategie lassen sich kaum ausarbeiten wegen der erheblichen Variabilität des individuellen therapeutischen Ansprechens. Feste Parameter, die für ein strategisches Konzept verwertet werden können, sind einmal der Grad der Wirksamkeit eines Pharmakons bei einer bestimmten Erkrankung und zum anderen der Anteil einzelner zu erwartender Nebenwirkungen, also die therapeutische Breite oder der Nettoeffekt eines Pharmakons. Bei der Beurteilung der Wirksamkeit wird man nicht umhin können, das Ansprechen auf die Therapie zu quantifizieren (Tabelle 1), also mit etwas diffusen aber unvermeidbaren Begriffen wie sehr gut, gut, nicht wirksam zu operieren. Zudem muß man auch den Krankheitsbegriff selbst unterteilen, also nicht von der RA sprechen, sondern etwa von mäßig progressiver oder stark progressiver RA, auch wenn Zweifler, teils zu Recht, auf die Unmöglichkeit einer exakten Grenzziehung hinweisen. Ich muß aber an dieser Stelle darauf hinweisen, daß eine Therapiestudie bei wenig oder mäßig progredienter RA sicher andere Ergebnisse mit dem gleichen Pharmakon produziert als etwa die gleiche Studie bei stark progressiver RA. So können dann Effekte eines Pharmakons von einer Arbeitsgruppe berichtet werden, die von einer anderen nicht gesehen werden, obwohl die Studienvoraussetzungen in beiden Fällen nach streng wissenschaftlichen Kriterien erarbeitet waren. Zudem spricht alles dafür, daß auch die Dauer der Erkrankung einen erheblichen Einfluß auf die Ergebnisse hat, wie die Auranofin-Studie gezeigt hat (Bandilla). Dann spielen sicher auch Manifestationen an anderen Organen als den Gelenken eine Rolle, gemeint sind hier die eher systemischen Varianten der RA, bei denen allein schon wegen der Gefährdung des Patienten ein härteres therapeutisches Vorgehen zu fordern wäre.

Tabelle 1. Differenzierung im Sinne des Therapieeffektes bei rheumatoider Arthritis

Art der Erkrankung	wenig progredient
	stark progredient
	Organmanifestationen
	(z. B. Amyloidose)
Dauer der Erkrankung	0–2 Jahre
	2–5 Jahre
	>5 Jahre

Auch bei der Quantifizierung der Nebenwirkungen ist es nicht damit getan, einfach die Zahl der Nebenwirkungen in Prozent anzugeben und damit das therapeutische Risiko einzustufen. Mindestens Häufigkeit und Schweregrad der Nebenwirkungen sollten miteinander verglichen werden. Hierzu ein treffendes Beispiel, welches im Rahmen der kürzlich durchgeführten Auranofin-Studie (Bandilla) erarbeitet wurde (Tabelle 2): während das orale Gold in der Summe der Nebenwirkungen aus Exanthem und Diarrhoe prozentual mehr Nebenwirkungen zeigt, ist der Anteil der gefährlichen Nebenwirkungen mit Bedrohung des Patienten (Exanthem) bei parenteralem Gold häufiger. Orales Gold hat aber dafür harmlosere Nebenwirkungen, die höchstens zum Absetzen zwingen, so daß bei Goldeinsatz zunächst dem oralen Gold der Vorzug zu geben ist, vor allem aufgrund der Kalkulation von Häufigkeit und Schweregrad der Nebenwirkungen. Von großer Bedeutung sind meines Erachtens die Kontrollen der Nebenwirkungen. Es ist nahezu eine Selbstverständlichkeit, daß bei Anwendung von Zytostatika die Kontrolle der Knochenmarkstoxizität dauernd überprüft wird. Es hat sich in der niedergelassenen Praxis noch nicht durchgesetzt, daß auch RIDs eine ständige Blutbildkontrolle erfordern und daß zu diesem Blutbild selbstverständlich auch die Thrombozytenzahl gehört, da bekanntlich fast alle RIDs neben einer aplastischen Anämie auch isolierte, manchmal tödliche Thrombozytopenien produzieren können. Es ist erschreckend, wie wenig das teilweise beachtet wird. Auch muß endlich unter Rheumatologen Konsens erreicht werden über die Art und Häufigkeit der Laborkontrollen bei RID-Therapie: Soll man alle 2, 4, 6 oder 8 Wochen kontrollieren und wenn, welche Daten? Man darf sicher formulieren, ohne Entscheidungen vorgreifen zu wollen, daß anfangs in vierwöchigen, später in sechswöchigen Abständen Kontrollen des Blutbildes, des Kreatinins, einem Cholestase-anzei-

Tabelle 2. Prozentuales Auftreten von zwei Nebenwirkungen in der Goldtherapie

	Exanthem	Diarrhoe	Exanthem und Diarrhoe
oral Gold:	17,8	40,8	58,6
parenteral Gold:	37,7	12,3	50,0

genden Enzym (z.B. alkalische Phosphatase oder Y-GT) und des Urins (Eiweiß und Erythrozyten) eine sinnvolle Laborkontrolle bei Therapie mit Gold, D-Penicillamin oder Chloroquin darstellt (Tabelle 3). Auch sollten selbst bei oraler Goldtherapie in regelmäßigen Abständen klinische Untersuchungen im Sinne der Nebenwirkungskontrolle erfolgen, am besten in Kombination mit den Laboratoriumskontrollen der besseren Compliance (des Arztes!) halber.

Tabelle 3. Minimales Laborprogramm zur Kontrolle von Nebenwirkungen bei Therapie mit RIDs

Hämoglobin / Erythrozyten
Leukozyten, Thrombozyten
Kreatinin, Y-GT oder alkalische Phosphatase
Urin (Eiweiß, Erythrozyten im Sediment)

Ich will nun versuchen, ein gewisses Schema des therapeutischen Procedere zu geben, wobei ich durchaus konzidiere, daß jedes Therapieschema Schwächen haben wird; allein schon der Blickwinkel, ob nun mit mehr Fokussierung auf Nebenwirkungen oder mehr auf die Wirkung, wird sicher unterschiedliche Meinungen hierzu produzieren. Ich meine aber, daß wir im Sinne der Therapiesicherheit auch verpflichtet sind, unser durch Erfahrung sehr differenziertes therapeutisches Vorgehen dem Nichtrheumatologen so weiter zu vermitteln, daß er die schließlich jedem Arzt zugänglichen RIDs auch anwenden kann. Wie Abb. 1 zeigt, reicht das Spektrum von nichtsteroidalen Antiphlogistika bis zu Alkylantien. Einige Besonderheiten möchte ich aber doch erläutern. Zunächst ergibt sich der Einsatz des oralen Goldes vor dem parenteralen Gold allein aus dem Schweregrad der Nebenwirkungen, also aus der Gefährdung des Patienten. Dann habe ich die Immunsuppressiva in Antimetaboliten und Alkylantien unterteilt, weil die Rate an Onkoneogenese bei den Antimetaboliten deutlich niedriger als bei Alkylantien ist, beim Folsäureantagonisten Methotrexat sogar vernachlässigbar ist. Desweiteren sehe ich Kortikosteroide wegen der Möglichkeit der Dosisänderung auf der gesamten Schiene einsetzbar, da ja z.B. 5 mg Prednison pro Tag zwar als RID anzusehen sind (E.D. Harris et al.), aber vergleichsweise wenig Nebenwirkungen produzieren, während etwa 20–30 mg Prednison pro Tag durchaus Anlaß ernster Komplikationen sein können. Nicht einzustufen sind Substanzen wie Pyritinol, Sulphasalazin und sicher auch die Immunostimulantien; hier liegen uns weder ausreichende Informationen zur Wirksamkeit vor, noch ist unser Wissen über die Nebenwirkungen dieser Pharmaka ausreichend.

Wenn wir die Essenz aus Tabelle 1 und Abb. 1 ziehen, dann erscheint doch ein gewisses strategisches Konzept möglich: wenn die Art der Erkrankung es erlaubt (milder Verlauf), dann wird man eher die ersten Substanzen also NSAs, oral Gold oder Malariamittel, einsetzen. Je stärker progressiv oder je mehr Organbeteilungen, umsomehr kommen auch die in Abb. 1 weiter unter stehenden Substanzengruppen in Frage. Egal welche Therapie aber ergriffen wird, klinische und technische Kontrollen sind unbedingt notwendig, um Ne-

NSAs → oral Gold → Malariamittel →
parenteral Gold → D-Penicillamin →
Antimetaboliten → Alkylantien
← Kortikosteroide →
Nicht einzustufen: Pyritinol, Sulphasalazin, Thymopentin, Immunostimulantien

Abb. 1. Reihenfolge des Einsatzes unterschiedlicher Pharmaka bei RA. Die Pharmaka sind entsprechend ihrer Nebenwirkungspotenz aufgelistet.

benwirkungen so rasch zu erkennen, daß Schlimmeres für den Patienten verhindert werden kann.

Wir können demnach im Sinne der Therapiesicherheit folgende Forderung an die Basistherapeutika stellen:

1. Es sollte eine Einstufung der Erkrankung im Sinne von Schweregrad und Dauer erfolgen.
2. Basistherapeutika entsprechend über Nebenwirkungen in Korrelation zum Krankheitsbild gewählt werden, d.h. umso schwerer der Verlauf, umso eher kann ein therapeutisches Risiko eingegangen werden.
3. Ohne ständige, definierte Nebenwirkungskontrollen, die klinische und technische Kontrollen beinhalten, sollte keine Basistherapie durchgeführt werden.

Wenn diese Grundsätze beachtet werden, ist die Therapiesicherheit sowohl im negativen (Nebenwirkung) wie im positiven (Effektivität) ausreichend garantiert.

Anschrift des Verfassers:
Prof. Dr. med. Ingo Stroehmann
Röntgenstraße 6
5300 Bonn 2 (Bad Godesberg)

Arzneimittel-Sicherheitsprogramm Auranofin (Ridaura®)

M. Habs und B. Missler

Bei jedem neuen Arzneimittel liegen zum Zeitpunkt der Zulassung nur begrenzte Erfahrungen am Patienten vor. In den klinischen Studien der Phase I–III werden methodenbedingt sehr seltene Ereignisse häufig nicht erfaßt oder der Kausalzusammenhang mit der Gabe des Pharmakons übersehen. Nur die Zusammenarbeit aller Beteiligten – in erster Linie sind hierbei Patient, Arzt und Hersteller angesprochen –, kann helfen, ein neues Präparat in einer vertretbaren Zeit nach der Einführung auch hinsichtlich seltener Effekte kennenzulernen. Die Beobachtung einer unerwarteten Wirkung führt nur dann zu einem nützlichen Wissenszuwachs, wenn die Erfahrung dokumentiert, evaluiert und sodann der Allgemeinheit zugänglich gemacht wird. Um die Dokumentation und Kommunikation über das Nebenwirkungsprofil von Auranofin zu verbessern, wurde mit der Einführung von Ridaura in Deutschland ein Arzneimittel-Sicherheitsprogramm etabliert. Die Ärzteschaft wurde hierüber durch Presseinformationen, zahlreiche medizinische Fortbildungsveranstaltungen und im Rahmen der Beantwortung von Produktanfragen informiert.

Das Programm gleicht in seinem Aufbau einer offenen klinischen Studie ohne Vergleichskollektiv und hat zum Ziel, die aus klinischen Prüfungen bekannten Eigenschaften hinsichtlich unerwünschter Wirkungen an einem großen Patientenkollektiv bei Langzeittherapie unter Alltagsbedingungen in Klinik und Praxis zu überprüfen. Gleichzeitig sollen eventuelle, bisher noch nicht bekannte Eigenschaften wie z.B. Interaktionen identifiziert und unerwünschte Wirkungen mit einer niedrigen Inzidenz beschrieben und qualifiziert werden.

Die Patienten werden im Arzneimittel-Sicherheitsprogramm ein Jahr lang, mittels monatlicher Kontrolluntersuchungen, individuell beobachtet. Neben allen auftretenden Nebenwirkungen werden bei diesen Kontrollen Differentialblutbild und Urinanalysen (insbesondere leber- und nierenspezifische Parameter) auf den für das ASP entwickelten Dokumentationsbögen vom behandelnden Arzt registriert und diese weiter zur zentralen Erfassung und Auswertung geleitet. Den Untersuchungsablauf zeigen Abbildung 1 und 2 (1–5).

Nach einer Zwischenauswertung vom Februar 1984 (6) wurde jetzt eine weitere Datenanalyse vorgenommen. Mit Datum vom 12.9.1984 lagen uns 2.629 Eingangsuntersuchungen, 1591 Folgeuntersuchungen nach sechs Monaten und 820 Folgeuntersuchungen nach zwölf Monaten vor. Im Herbst nächsten Jahres ist die Endauswertung der Studie vorgesehen. Die Tabelle 1 zeigt in der ersten Spalte die kumulierte Häufigkeit der unerwünschten Wirkungen aller beobachteten Patienten über ein Jahr. Hierbei handelt es sich um Meldungen, die der behandelnde Arzt als möglich oder wahrscheinlich im Zusammenhang mit der oralen Goldtherapie eingestuft hat. Die prozentualen Abbruchraten wegen dieser Symptome sind in der zweiten Spalte aufgeführt.

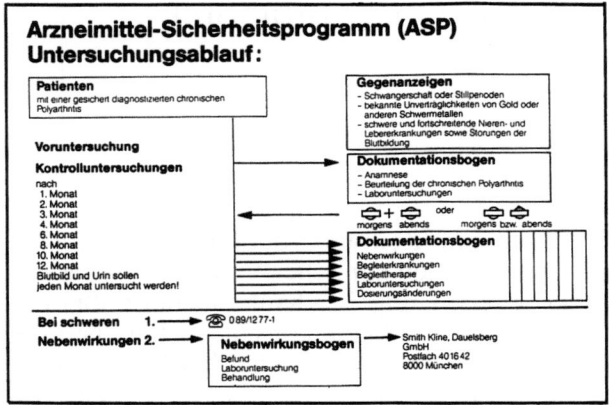

Abb. 1. Untersuchungsablauf des ASP

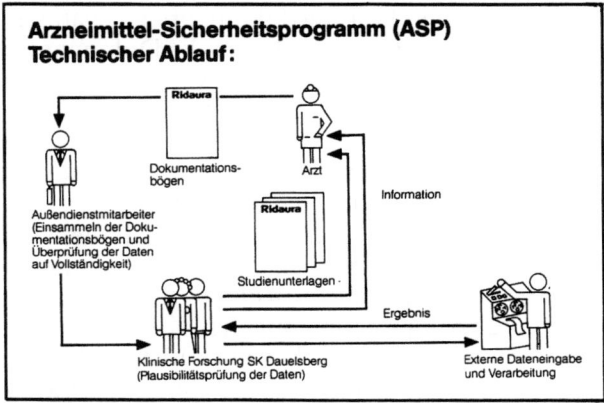

Abb. 2. Technischer Ablauf des ASP

Tabelle 1. Vorläufige Ergebnisse aus dem Arzneimittelsicherheitsprogramm zu Auranofin (Ridaura)

	Anzahl Patienten (%)	Anzahl Patienten mit Abbruch (%)
Diarrhoe	21,49	5,58
GI-Beschwerden	3,14	2,8
Exanthem/Dermatitis	6,47	3,07
Pruritus	7,35	0,96
Stomatitis	1,96	0,7
Konjunktivitis	1,75	0,33
Haarausfall	4,45	0,58
Proteinurie	1,23	0,32
Anämie	1,11	0,27
Trombozytopenie	0,82	0,14
Leukopenie	1,34	0,34

Aus den Ergebnissen geht hervor, daß die unter Ridaura®-Therapie aufgetretenen Diarrhoen und G.I.-Beschwerden gehäuft in den ersten 3 Behandlungsmonaten beobachtet werden, während sich die anderen Symptome weitgehend gleichmäßig über den gesamten Behandlungszeitraum verteilten. Die Wahrscheinlichkeit von gastrointestinalen Symptomen scheint mit Dauer der Therapie geringer zu werden. Die frühzeitig auftretenden Magen-Darm-Beschwerden müssen nicht zwingend einen endgültigen Abbruch der Therapie bedingen. Nach einer symptomatischen Therapie oder vorübergehenden Dosisreduktion bzw. bei einer Reexposition kann Ridaura® anschließend gut vertragen werden.

Tabelle 2. Abbruchraten. Kumulierte Daten der weltweiten Studien verglichen mit den vorläufigen Ergebnissen aus dem Arzneimittel-Sicherheitsprogramm Ridaura®

Anzahl der Patienten mit Therapieabbrüchen (%)		
	weltweit	ASP
Diarrhoe	2,6	5,48
GI-Beschwerden	1,9	2,8
Exanthem/Dermatitis	2,5	3,07
Pruritus	0,7	0,96
Stomatitis	0,7	0,7
Konjunktivitis	0,1	0,33
Proteinurie	0,9	0,32
Anämie	0,1	0,27
Thrombozytopenie	0,3	0,14
Leukopenie	0,1	0,34

In Tabelle 2 werden die vorläufigen Ergebnisse aus dem ASP mit den kumulierten Daten weltweiter Studien verglichen. Auffällig sind die doppelt so hohen Abbruchraten wegen Diarrhoe. An dieser Zahl spiegelt sich wahrscheinlich die anfangs vorsichtige Handhabung des neuen Präparates außerhalb klinischer Studien wider.

Insgesamt kann mit den Abbruchraten aus dem ASP nur ein Trend gezeigt werden, da den Prozentzahlen ≤1 nur sehr geringe Patientenzahlen zugrundeliegen. So errechnen sich die 0,34% Abbrüche wegen Leukopenie aus insgesamt 4 Patienten, wobei ein Abbruch im 1. Therapie-Monat (0,05%), 1 Abbruch im 4. Monat (0,08%) und 2 Abbrüche im 6. Monat (0,21%) erfolgten. Wegen Anämie wurde ebenfalls bei 4 Patienten, allerdings zu früheren Zeitpunkten in Therapiemonaten, in denen mehr Patienten überblickt werden, die Behandlung abgesetzt, so daß sich hier eine kumulierte Häufigkeit von 0,27% errechnet. Bei diesen geringen Patientenzahlen kann eine endgültige Aussage über die Inzidenz nicht vor Abschluß des Programms getroffen werden.

Der Trend dieser Zahlen zeigt jedoch, daß bis jetzt die Erfahrungen mit Ridaura® in der Praxis keine wesentlichen Abweichungen vom bekannten klinischen Profil aufweisen. Neben der Quantifizierung bekannter seltener Nebenwirkungen ist es auch Ziel des Arzneimittel-Sicherheitsprogrammes, eventuelle unbekannte unerwünschte Wirkungen aufzudecken. In Tabelle 3 sind seltene Symptome zusammengestellt, die vom behandelnden Arzt im Zusammenhang mit der oralen Goldtherapie beschrieben werden. Diese Befunde wurden jedoch bis jetzt je höchstens zweimal genannt.

Tabelle 3. Arzneimittel-Sicherheitsprogramm Ridaura®

Seltene Meldungen über mögliche Nebenwirkungen (≤Nennungen)	
Nasenatmung behindert	Ohrenschmerzen
Rhinitis	Ulcus vulvae
Lidoedem	Dysmenorrhoe
Druckgefühl am Auge	Cystitis
Pankreasreizung	Hitzegefühl
Gallenbeschwerden	Disydrosis
Teleangiektasien	Depression
Hämatom	Gedächtnisstörung
Durchblutungsstörungen	

Nach 22 Monaten, die das Arzneimittel-Sicherheitsprogramm jetzt durchgeführt wird, lohnt sich eine Betrachtung der Compliance der mitarbeitenden Ärzte und der Patienten. Im September 1983 waren 968 Patienten rekrutiert. Ein Jahr später sind 670 Patienten 12 Monate im ASP geführt worden. Das entspricht einer Abbruchrate von 31%. Diese Zahl setzt sich aus 72% Abbrüchen wegen Nebenwirkungen und 28% Abbrüchen wegen Wirkungslosigkeit bzw. „drop out" zusammen. Man kann also hier von einer guten Mitarbeit der Ärzteschaft und einer guten Patientenführung sprechen. Die Prozentzahlen liegen im Bereich klinischer Prüfungen mit Ridaura®, die über eine vergleichbare Zeitdauer unternommen wurden.

Anhand der bis jetzt im ASP gemeldeten Nebenwirkungen und Therapieabbrüche ergibt sich folgendes Verhältnis zu den spontanen Meldungen: Spontan gemeldete Therapieabbrüche von 56 Patienten, im ASP gemeldete Therapieabbrüche: 228 Patienten. Im ASP wurden viermal so viele Therapieabbrüche gemeldet wie über das spontane Meldesystem. Für die gemeldeten Nebenwirkungen (keine Therapieabbrüche) ergibt sich eine Relation von 1:250! Spontan wurden vier Nebenwirkungen, im ASP 987 Beobachtungen gemeldet. Diese Relation belegt ausdrücklich die Wirkung des ASP und macht zugleich deutlich, daß die Nebenwirkungshäufigkeit unter Praxisbedingungen durch das in Deutschland etablierte Spontanberichtswesen nur mangelhaft erfaßt wird.

Literatur

1. Sehrt U (1983) Mit Gold gegen die Polyarthritis. Münch med Wschr 125: 12, 88–89
2. Schattenkirchner M, Krüger K (1983) Arzneimittel-Sicherheitsprogramm (ASP) Ridaura®. Akt Rheumatol 8 S 1/8, 44–46
3. Chronische Polyarthritis (1983) Orales Gold – eine verträgliche Basistherapie. Deutsches Ärzteblatt 80: 7, 134–135

4. Sicherheitsprogramm für die orale Goldtherapie (1983) MK Ärztl Fortb 33: 7, 32–35
5. Sicherheit der oralen Goldtherapie (1983) Moderne Medizin 11: 14–18
6. Schattenkirchner M, Missler B (1984) Behandlung der chronischen Polyarthritis mit Auranofin. Eine Zwischenauswertung im Rahmen des Arzneimittel-Sicherheitsprogramms. Therapiewoche 34: 5060–61

Anschrift der Verfasser:
Privat Dozent Dr. M. Habs
Dr. Barbara Missler
Smith Kline Dauelsberg GmbH
Sapporobogen 6–8
8000 München 40

Auranofin bei Patienten mit rheumatoider Arthritis nach vorausgegangener Behandlung mit anderen Langzeittherapeutika

K. Bandilla[1], B. Missler[2], B. Klein-Reesink[2], D. Berg[1]

Langzeittherapeutika, Basistherapeutika, Remission Inducing Drugs oder Disease Modifying Agents scheinen heute zur Pflichtbehandlung der rheumatoiden Arthritis (RA) zu gehören, obwohl der Erfolg einer über mehrere Jahre gehenden Behandlung mit solchen Medikamenten aufgrund von wenigen Langzeituntersuchungen nicht mehr kritiklos angenommen werden kann. Ein wesentliches Problem der bisherigen Langzeittherapie war der hohe Prozentsatz von Nebenwirkungen, die zum Abbruch zwangen. In Tabelle 1 sind die Abbruchraten von knapp 4000 Patienten zusammengefaßt, die in verschiedenen offenen und kontrollierten Studien mit dem oralen Goldpräparat Auranofin zum Teil im Vergleich zu anderen Basistherapeutika geführt wurden. Bei einem Viertel der mit parenteralem Gold behandelten Patienten mußte die Therapie wegen Nebenwirkungen abgebrochen werden. In dem kleinen, mit D-Penicillamin behandelten Kollektiv wurde bei 21% der Patienten die Therapie wegen Nebenwirkungen abgebrochen, obwohl die Abbruchrate weltweiter Erfahrungen nach höher liegt. Bei den Auranofin-Patienten war bei 11,2% der Patienten ein Therapieabbruch wegen Nebenwirkungen erforderlich, in 7,7% der Fälle wegen Unwirksamkeit. Unwirksamkeit führte zum Absetzen der Behandlung bei 2,8% bei parenteralem Gold und 1,8% bei D-Penicillamin. Die beiden zuletzt genannten Zahlen erscheinen wiederum niedrig, was auf die kleine Zahl der Patienten in den Kollektiven zurückzuführen sein dürfte. Dieser Unterschied bei den Nebenwirkungsraten und auch die für die einzelnen Präparate unterschiedliche Pharmakokinetik ließ eine Therapie mit Auranofin bei Patienten indiziert erscheinen, die vorher erfolglos mit einem anderen Basistherapeutikum behandelt worden waren.

Tabelle 1. Gründe für den Therapieabbruch bei 3953 Patienten, die in klinischen Studien überwacht wurden.

	Auranofin	i.m.-Gold	D-Penicillamin	Placebo
Nebenwirkungen	345/11,2%	117/25,2%	12/21%	10/ 3%
Unwirksamkeit	236/ 7,7%	13/ 2,8%	1/ 1,8%	96/27,4%
Begleiterkrankungen	53/ 1,7%	5/ 1,1%	0	5/ 5%
Protokollverletzung, administrative Probleme	164/ 5,3%	25/ 5,4%	3/ 5,4%	17/ 4,9%
Andere	10/ 0,3%	2/ 0,4%	0	2/ 0,6%
Abbrüche	808/26,2%	162/34,8%	16/28,6%	130/37,1%
Behandelte Patienten	3082	465	56	350

Heuer, Morris 1983

---

1 Deutsche Klinik für Diagnostik, Wiesbaden
2 Smith Kline Dauelsberg GmbH, Göttingen/München

Um dieser Frage nachzugehen, wurden 159 Patienten mit rheumatoider Arthritis aus zwei offenen Multicenter-Studien, die hinsichtlich der epidemiologischen Daten vergleichbar mit der Empire-Rheumatism-Council-Studie (ERC) sind die mit parenteralem Gold durchgeführt wurde, untersucht (Tabelle 2). 159 der 444 Patienten (35,8%) hatten bereits früher eine Behandlung mit Chloroquin, D-Penicillamin oder parenteralem Gold, in ganz wenigen Fällen auch Zytostatika, mit wechselndem Erfolg erhalten.

Tabelle 2. Studienpopulationen

Studie	Auranofin 6 mg/die		NA-Autothiomalat
	162 E/MUA-RA	MCT 06	ERC
n Patienten	155	289	90
Frauen	121	224	64
Männer	34	65	26
Alter (Mittel)	51,6	51,5	48,7
Dauer der Erkrankung			
0–1,9 J.	52	101	59 (1–3 J.)
2–5,9 J.	59	86	31 (3–5 J.)
>6 J.	44	102	
Steinbrocker Funktionsklasse			
I	30	33 (26)	
II	91	143 (203)	2,3
III	32	56 (56)	
Rheumafaktor			
positiv	88	169	
negativ	66	120	
BSG (Mittel)	32,4	43,8	41,6
Behandlungsdauer			
12 Monate	93	207	
>24 Monate	35		

Grundlagen dieser Untersuchung sind jedoch nur die Patienten, die länger als 1 Jahr mit Auranofin behandelt wuden, nämlich 139 Patienten (Abb. 1). 57 Patienten waren mit Chloroquin, in den meisten Fällen Resochin, 46 mit parenteralem Gold und 36 mit D-Penicillamin behandelt worden. 34 Patienten hatten mehr als ein Präparat nacheinander, gewöhnlich alle drei erhalten. Es ist nicht auszuschließen, daß es sich hier um eine negative Patientenselektion mit einer geringeren Chance auf einen Therapieerfolg handelt, da, wie die Auswertung der Daten beider Studien ebenfalls gezeigt hat, Patienten mit einer Krankheitsdauer von weniger als 2 Jahren eine große Chance auf Therapieerfolg haben. Dieses Selektionskriterium war bezüglich des Therapieerfolges als einziges signifikant.

Zur Beurteilung der Wirksamkeit der vorausgegangenen Basistherapie, aber auch der nachfolgenden Behandlung mit Auranofin, wurde die subjektive Wertung des Therapieerfolges durch den behandelnden Arzt bzw. die Angaben des Patienten herangezogen. Daß dies, was die Nebenwirkungen betrifft, oft zu ungenauen oder unvollständigen Angaben führen muß, sollte bei der Diskussion der nachfolgenden Daten nicht vergessen werden. Auch wenn all-

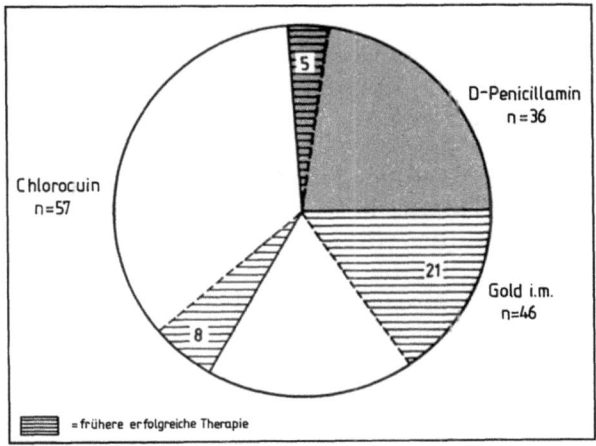

Abb. 1. Auranofin nach vorangegangener Basistherapie mit Chloroquin, D-Penicillamin oder Gold i.m. (n = 139)

gemein akzeptiert wird, daß eine erfolgreiche Basistherapie mit gleich welchem Präparat nur aus sehr zwingenden Gründen auf ein anderes Präparat umgestellt werden sollte, ist der behandelnde Arzt gezwungen, wenn schwere Nebenwirkungen auftreten, auch eine erfolgreiche Basistherapie abzubrechen und auf ein anderes Basistherapeutikum umzustellen. Sprechen nun diese Patienten auch auf das neue Langzeittherapeutikum an?

Von 8 Patienten, die unter Resochin eine gute Besserung gezeigt hatten, wurden 6 auch nach einjähriger Behandlung mit Auranofin mit gutem Therapieerfolg eingestuft. In einem Falle zeigte sich eine leichte Besserung, in einem weiteren keine.

Unter D-Penicillamin war die Therapie bei 5 Patienten erfolgreich, davon sprachen 3 auf Auranofin an. Diese Zahlen sind zu klein, etwas auszusagen (Abb. 2). Von den 21 Patienten, die unter der früheren Behandlung mit parenteralem

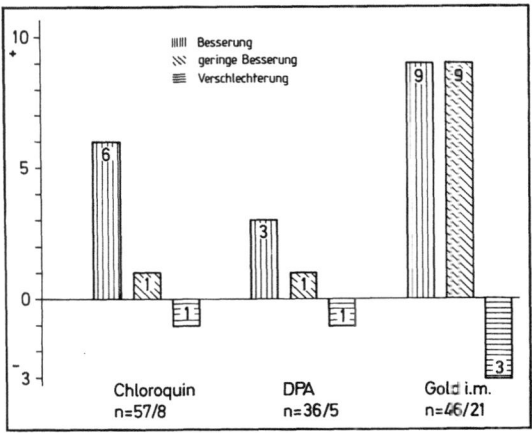

Abb. 2. Auranofin nach zuvor erfolgreicher Basistherapie

Gold einen guten Therapieerfolg erfahren hatten, stellte sich nach einjähriger Auranofin-Behandlung bei 9 Patienten ein ebenso guter Erfolg, bei weiteren 9 nur eine leichte Besserung bzw. eine Stabilisierung der Krankheit ein. 3 Patienten galten unter Auranofin als Therapieversager.

Wichtiger als die Gruppe der früher bereits erfolgreich behandelten Patienten, ist die Gruppe der Patienten, die schon ein oder zwei Basistherpeutika ohne oder nur mit geringem Erfolg erhalten hatten, da erfahrungsgemäß in der Klinik immer wieder Patienten gesehen werden, die scheinbar gegen alle Langzeittherapeutika resistent sind. Von den 21 Patienten, die erfolglos mit Chloroquin behandelt worden waren, zeigten 12, also mehr als die Hälfte, unter Auranofin nach einem Jahr ein gutes Ansprechen auf die Behandlung, während bei weiteren 4 eine leichte Besserung verzeichnet wurde. Weitere 5 Patienten blieben auch unter dieser Behandlung ohne Erfolg (Abb. 3). Von den 13 Patienten, die unter Chloroquin eine leichte Besserung erfuhren, konnten 6 mit Auranofin erfolgreich behandelt werden, 5 zeigten eine leichte Besserung (Abb. 4).

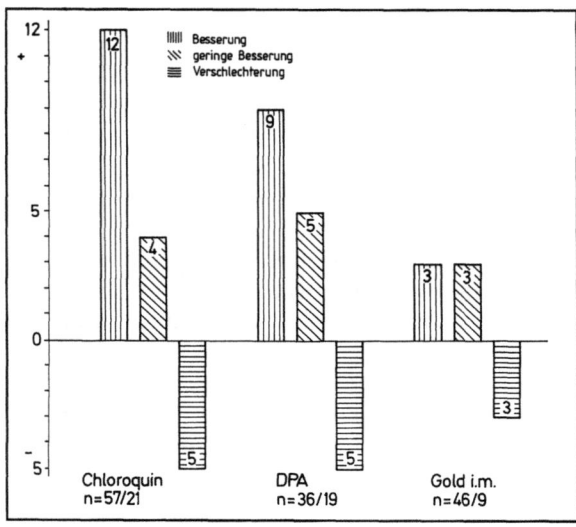

Abb. 3. Auranofin nach zuvor erfolgloser Basistherapie

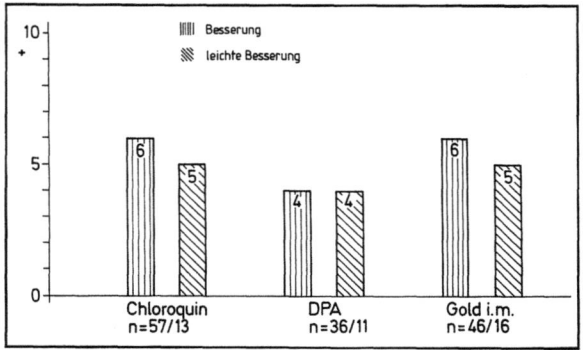

Abb. 4. Auranofin nach vorheriger Basistherapie ohne wesentliche Besserung

Sehr ähnlich sind die Ergbnisse bei den Patienten, die zuvor mit D-Penicillamin behandelt worden waren. 9 von 19, die auf das erste Basispräparat nicht reagiert hatten, zeigten einen guten Therapieerfolg, 5 einen leichten (Abb. 3). Von 11 Patienten, die unter DPA eine leichte Besserung erfahren hatten, wurden 4 als gut und weitere 4 als leicht gebessert eingestuft (Abb. 4).

Bei den Patienten, die zuvor mit parenteralem Gold behandelt worden waren, sieht es anders aus, auch wenn die Zahlen relativ klein sind. 1/3 der Therapieversager sprach auch auf Auranofin an – 3 der 9 Patienten, die unter parenteralem Gold als Therapieversager gesehen wurden, reagierten auch auf Auranofin nicht (Abb. 3). 16 Patienten hatten unter parenteralem Gold eine leichte Besserung erfahren. 6 dieser Patienten wurden erfolgreich mit Auranofin behandelt, weitere 5 zeigten einen leichten Therapieerfolg bzw. eine Stabilisierung des Krankheitsprozesses (Abb. 4).

Auch in diesem Kollektiv reagierten 2/3 auf die orale Goldtherapie. Diesen Daten nach ist es also durchaus angezeigt, auch bei Patienten, die mit vorherigen Langzeittherapeutika mit – aber auch ohne – Erfolg behandelt worden waren, Auranofin einzusetzen. Die Chance auf ein Ansprechen auf diese Therapie liegt bei über 50%. Der Ausgang einer vorherigen Basistherapie muß nicht unbedingt unter Auranofin der gleiche sein. Eine definierte Gruppe von Non-Respondern ließ sich aus diesem Patientenkollektiv nicht charakterisieren.

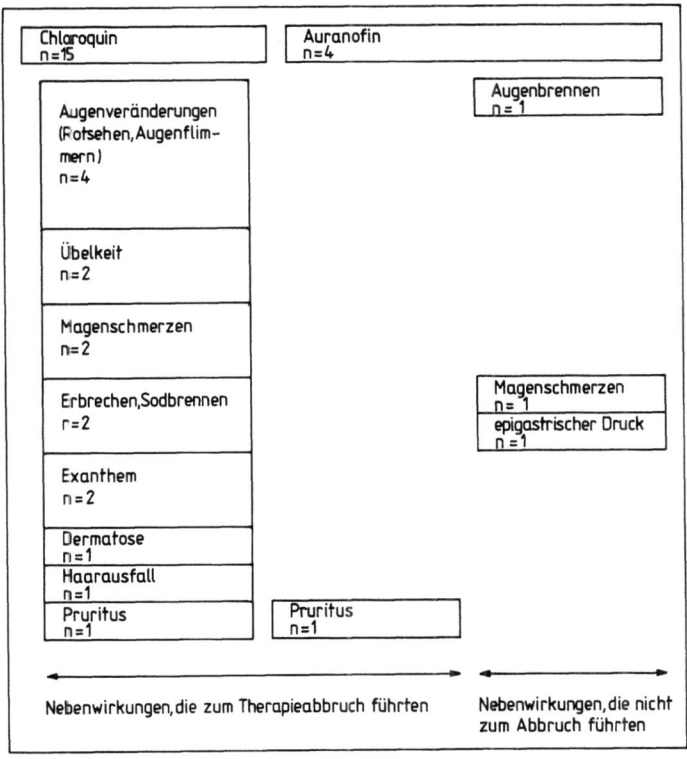

Abb. 5. Nebenwirkungen unter vorangegangener Chloroquinbehandlung und unter Auranofin

Wie sieht es mit den Nebenwirkungen aus? – Kann man Patienten, die unter den vorherigen Langzeittherapeutika schwere Nebenwirkungen hatten, erneut ein Langzeitpräparat geben, das sich hinsichtlich seiner Pharmakokinetik und Nebenwirkungen, die leichterer Natur sein können und bei ca. 12% zum Abbruch führen, unterscheidet. Anhand der vorliegenden Auswertung kann man sagen, daß die unter dem vorangegangenen Basistherapeutikum aufgetretenen Nebenwirkungen nicht unbedingt auch wieder unter Auranofin auftreten müssen. So zeigten z.B. 15 Patienten unter Chloroquin zum Teil schwere Nebenwirkungen (Abb. 5).

Nur 4 dieser Patienten entwickelten unter der Auranofin-Therapie Nebenwirkungen, in 2 Fällen Augenbrennen und Pruritus, die den vorherigen Nebenwirkungen entsprachen und in einem Fall so stark waren, daß sie zum Abbruch zwangen.

Für D-Penicillamin sind die Ergebnisse ähnlich. Von 19 Patienten, die unter DPA über Nebenwirkungen klagten, entwickelten 4 Patienten auch unter Auranofin die gleichen Symptome, nämlich in 2 Fällen Magenbeschwerden und in 2 weiteren Fällen Geruchs- und Geschmacksstörungen. Die unter DPA aufgetretenen Leukopenien, Proteinurien und Allergie wurden unter Auranofin nicht wieder beobachtet (Abb. 6).

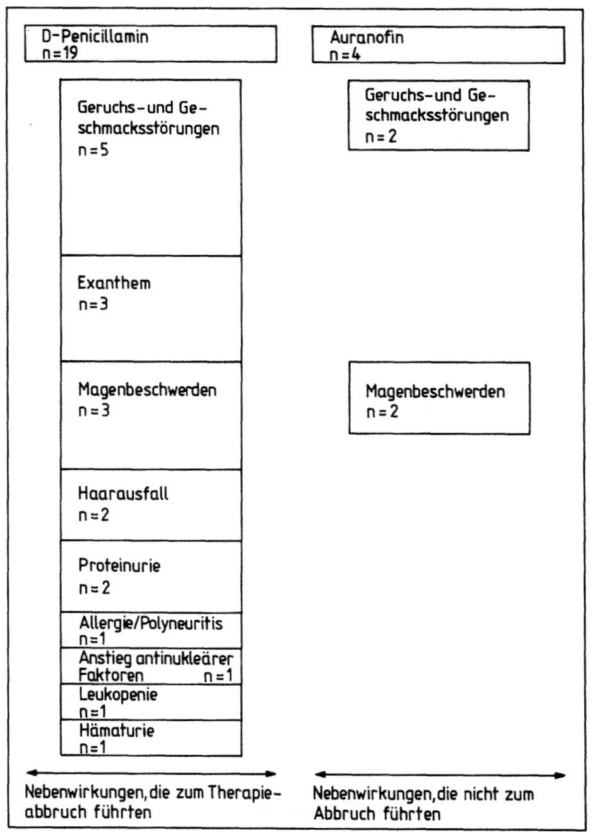

Abb. 6. Nebenwirkungen unter vorangegangener D-Penicillamintherapie und unter Auranofin

Etwas anders sieht das Bild für Patienten aus, die vorher parenterales Gold erhalten hatten (Abb. 7). Bei 14 Patienten mußte wegen der aufgetretenen Nebenwirkungen die parenterale Goldtherapie abgebrochen werden. Bei 2 Patienten kam es auch zum Abbruch der Auranofin-Behandlung, einmal durch den Patienten selbst, aus Angst vor einer Photosensibilität, die er unter i.m.-Gold erfahren hatte. Die restlichen Patienten zeigten auch unter Auranofin Nebenwirkungen, die jedoch weniger schwerwiegend waren – vor allem Diarrhöen und Magen-Darmbeschwerden, die in diesen 12 Fällen nicht zum Absetzen der Auranofin-Behandlung führten.

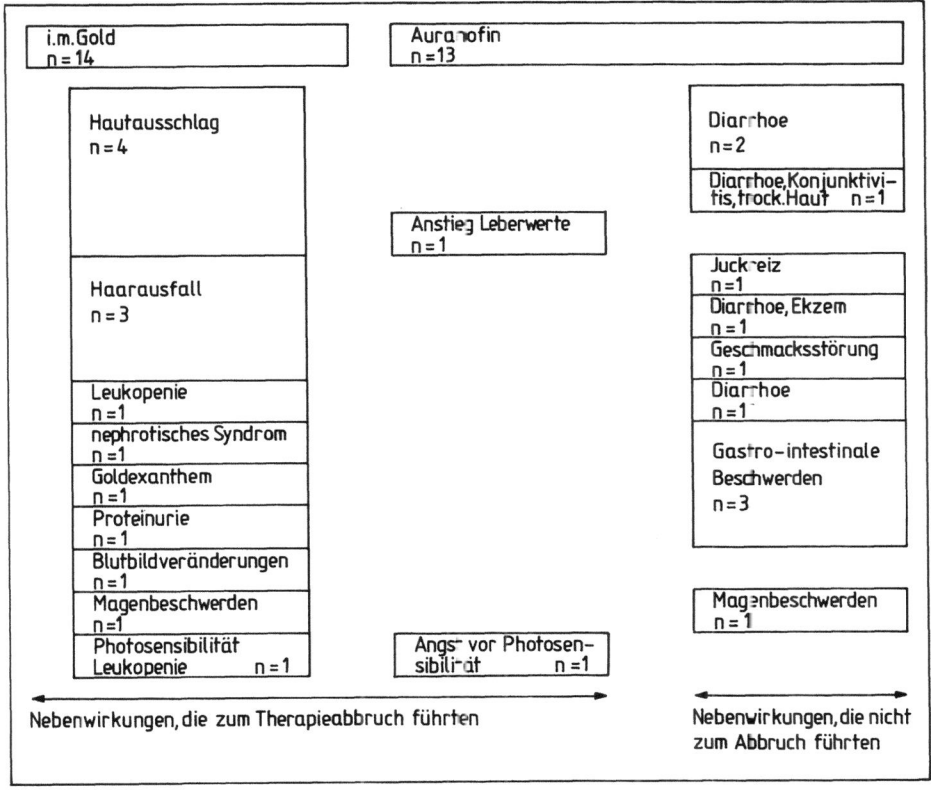

Abb. 7. Nebenwirkungen unter vorangegangener i.m.-Goldtherapie und unter Auranofin

In Übereinstimmung mit Hicks und Mitarbeitern konnten wir anhand von 104 Patienten, die nach vorheriger Behandlung mit anderen Basistherapeutika – vor allem Gold, D-Penicillamin und Chloroquin – ein Jahr lang mit 6 mg Auranofin behandelt worden waren, bei 50% der Patienten einen guten Therapieerfolg und bei 39% einen leichten Therapieerfolg feststellen. Bei Patienten, die zuvor mit parenteralem Gold behandelt worden waren, liegt die Quote von 39% für ein gutes Ansprechen am niedrigsten, während sie mit 57% bei Resochin am höchsten lag. Es scheint also durchaus angezeigt, einen Behandlungsversuch mit oralem Gold auch nach vorangegangener, erfolgloser Langzeittherapie durchzuführen, zumal unter Auranofin nicht die gleichen, keineswegs gleich schweren Nebenwirkungen auftreten.

Literatur

1. Heuer MA, Morris RW (1983) Auranofin. In: Capell HA (ed) Proc. SK & F Int. Symp., Nov. 15–16, 1982 Amsterdam. Excerpta Medica
2. Empire Rheumatism Council (Research Subcommittee) (1960) Gold therapy in rheumatoid arthritis. Report of a multicentre controlled trial. Am Rheum Dis 19: 95
3. Hicks JT (1984) 5th Seapal Congress of Rheumatology, Bangkok/Thailand

Anschrift des Verfassers:
Dr. med. K. Bandilla
Deutsche Klinik für Diagnostik
Aukammallee 33
6200 Wiesbaden

MIX
Papier aus verantwortungsvollen Quellen
Paper from responsible sources
FSC® C105338

If you have any concerns about our products,
you can contact us on
ProductSafety@springernature.com

In case Publisher is established outside the EU,
the EU authorized representative is:
**Springer Nature Customer Service Center GmbH
Europaplatz 3, 69115 Heidelberg, Germany**

Printed by Libri Plureos GmbH
in Hamburg, Germany